SOUS-SECRÉTARIAT D'ÉTAT DU SERVICE DE SANTÉ MILITAIRE

Commission consultative médicale

GUIDE DU MÉDECIN-CHEF

DES

FORMATIONS SANITAIRES

ET DES DÉPOTS DES CORPS DE TROUPE

POUR LA

CONSTITUTION DES DOSSIERS MÉDICO-LÉGAUX

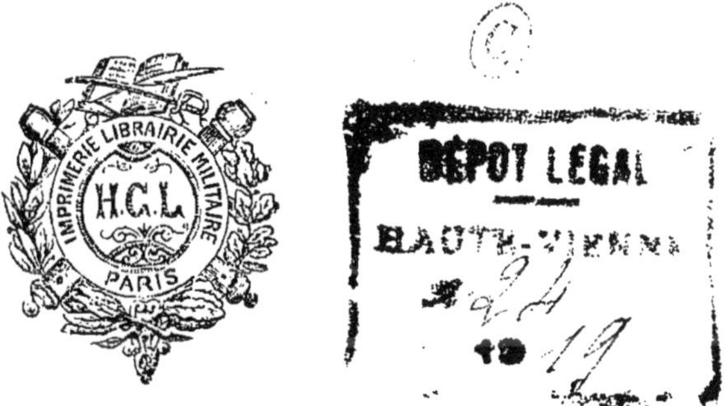

PARIS
HENRI CHARLES-LAVAUZELLE
Éditeur militaire
124, Boulevard Saint-Germain, 124

MÊME MAISON A LIMOGES

1919

GUIDE DU MÉDECIN-CHEF

DES FORMATIONS SANITAIRES ET DES DÉPOTS DE CORPS DE TROUPE POUR LA CONSTITUTION DES DOSSIERS MÉDICO-LÉGAUX.

INTRODUCTION

Pour apprécier en connaissance de cause la nature exacte, l'origine, le degré de gravité, l'état d'incurabilité ou de non incurabilité d'une infirmité, pour se prononcer ensuite sur le quantum d'incapacité fonctionnelle du blessé ou du malade de la guerre et sur le mode d'indemnisation qui lui convient, les experts médico-légaux près les commissions de réforme, le service général des pensions, la commission consultative médicale, la section des finances et la section du contentieux du Conseil d'Etat basent leur avis ou leur décision sur les pièces du dossier médico-légal, préparé, depuis la circulaire du 15 mars 1916, 39 ci/7, par les soins des médecins-chefs des hôpitaux traitants et des médecins-chefs des dépôts de corps de troupe.

C'est dire l'importance de cette constitution initiale et la nécessité, pour les médecins-chefs des hôpitaux traitants ou des dépôts de corps de troupe, de recevoir des directives à cet égard, sous la forme d'un *guide-manuel* avec références aux textes et modèles à l'appui.

Un dossier, originairement bien constitué, réalise une économie précieuse de temps pour l'intéressé et d'argent pour les finances publiques, puisque, de ce chef, sont évités les frais et les lenteurs des demandes tardives de pièces et d'enquêtes supplémentaires.

Un dossier, originairement bien constitué, est aussi une garantie de saine appréciation et, partant, de bonne justice, car la valeur des documents médico-légaux relatifs à l'origine, à la nature des interventions pratiquées, au genre et au résultat des traitements spéciaux appliqués, est directement proportionnelle à leur contemporanéité avec les faits invoqués ou avec les traitements suivis.

Une minutieuse et salutaire réglementation, née des nécessités et des complexités de la guerre, est intervenue pour préciser les règles à suivre et les pièces à réunir en matière de constitution de dossier.

Il a semblé à des spécialistes des questions médico-légales qu'ils feraient œuvre utile en renseignant, sous une forme succincte, les médecins des hôpitaux traitants et des dépôts de corps de troupe sur ces matières réglementaires, plus administratives que médicales, qui peuvent être ignorées des meilleurs cliniciens.

En même temps que la constitution des dossiers médico-légaux relatifs aux infirmités pouvant, du fait de leur origine et de la libération de l'intéressé, entraîner une indemnisation éventuelle, il a paru nécessaire d'indiquer, en fin de ce guide, la constitution des dossiers relatifs aux cas d'infirmités contractées en dehors du service ou n'entraînant pas libération immédiate. Dossiers constitués non plus en vue de la réforme n° 1 ni de la retraite, mais en vue de la réforme n° 2, temporaire ou définitive, et du classement dans le service auxiliaire sans renvoi dans les foyers, et comportant une composition différente, les pièces ayant ici pour but de renseigner surtout sur l'aptitude ou l'inaptitude, temporaire ou définitive, au service militaire.

Pour différencier ces deux sortes de dossiers, correspondant à deux procédures distinctes, on a appelé les premiers : *dossiers médico-légaux n° 1*, et les seconds : *dossiers médico-légaux n° 2*, par assimilation avec les deux catégories de réforme n° 1 et n° 2.

Une chemise différente, dont on trouvera le modèle, correspond à chaque genre de dossiers, de façon à les distinguer à première vue.

NOTA. — La nécessité pour les médecins traitants et les médecins de corps de troupe de connaître et d'observer la réglementation en matière de constitution de dossier restera tout aussi impérieuse après le vote par le Parlement du projet de loi sur les pensions militaires déjà voté par la Chambre. A cette réglementation, qui s'est d'ailleurs, dans la mesure du possible, conformée par anticipation à l'esprit du législateur, la loi nouvelle ne touche pas.

D'autre part, c'est sur le dossier médico-légal préparé par le médecin traitant que se détermineront en dernière analyse les juridictions contentieuses nouvelles (tribunaux départementaux ou cours régionales des pensions).

PREMIÈRE PARTIE

DOSSIER MÉDICO-LÉGAL N° 1.

CHAPITRE PREMIER.

Définition.

Le dossier médico-légal n° 1 est l'ensemble des pièces administratives et médicales qu'il est nécessaire de réunir dans le cas de proposition de réforme, de retraite ou de renvoi dans les foyers, pouvant, du fait de l'origine en service d'une maladie ou d'une infirmité, entraîner une indemnisation de l'Etat. Il doit permettre aux experts d'apprécier en connaissance de cause la nature exacte de la maladie ou de l'infirmité dont s'agit, ses rapports avec le service et le mode d'indemnisation à proposer.

A. — Dans quel cas doit-il être établi?

Il doit être, en conséquence, établi pour tout militaire proposé pour :

La pension de retraite.

La réforme n° 1.

La réforme temporaire n° 1.

La gratification sans réforme, applicable :

1° Aux territoriaux classés service auxiliaire après blessure de guerre ou *blessure* (1) reçue en service commandé aux armées et libérables de ce chef;

2° Aux R. A. T. renvoyés dans leurs foyers par suite de la libération de leur classe (1887-1888) et susceptibles d'une proposition d'indemnisation.

(1) A l'exclusion de toute maladie.

B. — Son but.

Il doit :

Permettre l'identification de l'homme et la détermination exacte de sa situation militaire et de ses services;

Etablir l'origine (c'est-à-dire l'imputabilité ou non au service) des blessures ou des maladies;

Préciser leur nature, leur gravité, leur évolution, leur curabilité ou leur incurabilité (1);

Aider enfin les experts dans la juste évaluation de l'invalidité et les documenter sur l'inaptitude temporaire ou définitive de l'intéressé au service militaire.

C. — Par qui et quand doit-il être constitué?

1° Pour les malades hospitalisés.

Il doit être constitué par le médecin-chef de l'hôpital traitant, dès qu'un militaire paraîtra susceptible d'une des propositions visées plus haut, souvent dès le début de l'hospitalisation, lorsqu'il ne paraît pas possible d'escompter par le traitement un retour définitif à la validité intégrale antérieure.

Quelle que soit la décision à intervenir, la constitution du dossier est toujours souhaitable.

Mieux vaut, en effet, avoir réuni des documents qui pourront sembler plus tard superflus (au cas de retour *ad integrum*, guérison apparente ou réelle) que différer une solution faute des pièces nécessaires. (Circ. 526 ci/7 du 31 mars 1917.)

En cas de rechute ou de complications éventuelles, les droits de l'intéressé seront ainsi garantis.

2° Pour les hommes dépendant d'un dépôt de corps de troupe (ou d'un service).

Il doit être constitué par le médecin-chef du dépôt (ou de service).

Soit dès qu'il juge qu'un militaire n'est plus apte à servir du fait d'une blessure ou d'une maladie imputable au service direc-

---

(1) Les trois caractères d'origine, de gravité et d'incurabilité constituent le « trépied » du droit à la pension de retraite.

tement ou par aggravation, soit au moment du passage dans la territoriale et du renvoi dans ses foyers d'un classé service auxiliaire après blessure de guerre.

En outre, s'il apparaît qu'un homme, encore apte au service, peut néanmoins être, à sa libération, justiciable d'une indemnisation, le médecin-chef, sans constituer à ce moment complètement un dossier n° 1, réunira et versera aux archives du corps les différentes pièces d'origine ou d'ordre médical qui pourront servir à l'instruction ultérieure de ce cas.

D. — Comment doit-il être réuni et conservé?

Toutes les pièces doivent être réunies et conservées soigneusement au bureau du médecin-chef. Elles doivent être rassemblées dans une chemise de dossier du modèle uniforme annexé.

Chaque pièce doit être numérotée en haut et à droite suivant l'ordre de leur réception, le numérotage se succédant au cours de la série des formations traversées par l'intéressé.

A l'hôpital, les pièces nécessaires au traitement ou s'établissant au cours du traitement (observations, courbes, analyses, etc.) restent dans les services, sont tenues à jour et conservées par le médecin traitant et réunies au dossier seulement au moment de la sortie.

Sur la page de la chemise réservée au relevé des pièces on indiquera :

Dans la marge, le numéro des pièces;

Dans la première colonne, on notera d'un trait les pièces existantes ou établies dans la formation;

Dans les colonnes suivantes, on inscrira les dates de réclamations et de réception des pièces demandées.

Les intéressés ne doivent jamais être en possession d'aucune des pièces de ce dossier, à l'exclusion de leur certificat d'origine ou des pièces pouvant en tenir lieu. Ils ne doivent jamais être chargés eux-mêmes de son transfert.

E. — A qui et comment doit-il être transmis?

A la sortie de la formation, le dossier médico-légal est expédié, inclus dans sa chemise et sous pli cacheté et confidentiel, au médecin-chef de la formation sur laquelle est dirigé l'intéressé, hôpital ordinaire, hôpital de spécialités, hôpital ou station sanitaire, centre d'appareillage ou enfin centre spécial de réforme du ressort (si l'homme n'a plus besoin de traitement et s'il peut être proposé pour la réforme ou le renvoi dans les foyers) (1).

Au cas où l'homme sort guéri de l'hôpital et capable de reprendre son service, le dossier doit être conservé dans les archives de la formation où, en cas de fermeture de celle-ci, il sera recueilli par le service régional des archives du service de santé. (Circ. en préparation confirmant le dernier alinéa de la dépêche collective 2447 3/7 du 29 janvier 1917 et abrogeant définitivement la circ. 390 ci/7 du 1er janvier 1917 qui prescrivait l'envoi du dossier au dépôt du corps.) (Sur la destination ultérieure du dossier médico-légal n° 1, en cas de présentation devant la commission de réforme, voir *infrâ*, p. 56.)

A la première page de la chemise du dossier le médecin-chef indiquera les numéros des pièces transmises.

A l'arrivée dans la nouvelle formation, le médecin-chef contrôlera les pièces reçues, en enverra décharge à l'envoyeur, y adjoindra les nouvelles pièces qu'il établira lui-même ou qu'il jugera nécessaire de réclamer, continuera le numérotage précédent, transmettra le dossier de la même façon à la formation suivante, et ainsi de suite, le numérotage se succédant, à travers la série des hôpitaux successivement traversés, c'est-à-dire que la première formation, ayant réuni six pièces, les numérotera de 1 à 6 et les transmettra à la seconde formation; que la seconde formation, ayant réuni trois nouvelles pièces, les numérotera de 7 à 9, et transmettra les neuf pièces à la troisième formation, et ainsi de suite.

La chemise du dossier suivra l'homme jusqu'au centre spécial de réforme; le médecin-chef du centre spécial de réforme y joindra les minutes des certificats d'examen et de vérification et l'indication de la proposition de la commission de réforme, ainsi que les pièces ou documents qui lui paraîtront inutiles à joindre à la demande de liquidation, et la classera et conservera aux archives dudit centre.

---

(1) Si le dossier d'un homme en fin de traitement et proposable pour la réforme n'est pas totalement constitué, il devra être dirigé, en même temps que l'intéressé lui-même, sur le C. S. R. du ressort qui l'évacuera sur le C. S. R. de la résidence, lequel prendra l'initiative du congé d'attente de pièces. (Circ. 704 Ci/7 25 avril 1918, modifiée par la circ. 780 Ci/7 du 20 août 1918.)

F. — Collaboration de l'intéressé dans la constitution du dossier.

L'établissement du dossier commencera obligatoirement par l'interrogatoire de l'intéressé. (Voir plus loin : Bulletin de renseignements.)

CHAPITRE II.

Composition du dossier médico-légal n° 1.

Le dossier médico-légal n° 1 comprend :

Des pièces médicales déterminant le rapport entre la lésion initiale et l'état de l'intéressé au moment de sa présentation;

Des pièces administratives établissant son état civil et militaire.

Leur réunion doit être commencée dès le début de l'affection et dès la première hospitalisation.

Mieux vaut avoir des documents momentanément inutiles que de différer une situation, faute de pièces nécessaires (1).

Les chemises-dossiers sont conservés dans le cabinet du médecin-chef. Seules, les observations médicales peuvent en être distraites momentanément pour la commodité des médecins traitants.

NOMENCLATURE DES PIÈCES PRINCIPALES ET ACCESSOIRES QUI ENTRENT DANS LA COMPOSITION D'UN DOSSIER MÉDICO-LÉGAL POUR PRÉSENTATION A UN CENTRE SPÉCIAL DE RÉFORME.

a) Dossier administratif (2).

1. *Acte de naissance.*

2. Etat général des services et campagnes (modèle n° 7) (pièce annexée). Bulletin de renseignements fournis par l'intéressé et contrôlés par le conseil d'administration de son corps.

---

(1) Circ. minist. 526 Ci/7 31 mai 1917.

(2) Aux termes de la circulaire du 10 septembre 1915, n° 33135 C./7, il faut entendre par pièces administratives les pièces d'état civil et l'état des services. Les autres pièces, et notamment les pièces d'origine, font partie du dossier médical.

b) Dossier médical (1).

1. Certificat d'origine. Pièces en tenant lieu ou de nature à renseigner sur l'origine (billet d'hôpital d'origine, enquête au corps).

Enquête de gendarmerie.

Extrait du registre médical d'incorporation.

Extrait du registre d'infirmerie. Relevé des indisponibilités.

Bulletin 46/C.

(Fiche d'évacuation. Pochette d'évacuation, etc.)

Pièces à joindre suivant les cas :

2. Billets d'hôpital des formations de l'intérieur.
3. Feuilles d'observations.
4. Rapports des médecins ou des chirurgiens de secteur.
5. Analyses chimiques ou bactériologiques.
6. Rapports des spécialistes et fiches de spécialités.
7. Examens électriques (électro-diagnostics).
8. Fiches de mécanothérapie.
9. Radiographie ou calques radiographiques.
10. Epreuves photographiques.
11. Ophtalmologie.
12. Otologie.
13. Urologie.

c) Pièces à annexer éventuellement.

14. Certificat d'incurabilité (en cas de proposition de pension de retraite).
15. Procès-verbaux de refus de traitement, d'intervention, d'appareillage.
16. Extraits des procès-verbaux des commissions de réforme antérieure.

---

(1) Voir note 2 de la page précédente.

d) Cas spéciaux

17. Tuberculeux.
18. Militaires à appareiller.
19. Réforme sur place.
20. Indigènes.
21. Demande de la famille de soigner elle-même le malade.

A. — Dossier administratif.

1° ACTE DE NAISSANCE OU PIÈCES EN TENANT LIEU.

L'acte de naissance est demandé au maire de la commune natale, suivant un modèle de demande spécial (1). Il est fourni sur papier libre et sans frais, doit être légalisé (sauf les extraits des registres de l'état civil de la Seine) (2) par le juge de paix ou le président du tribunal civil.

(Sur le contenu exact de l'extrait, voir la loi du 1er mars 1918 *J. O.* 3 mars. Pour le modèle de la demande à adresser au maire, voir plus loin.)

La demande doit être rappelée, en cas de non-réponse, au préfet du département d'abord, puis par un compte rendu au service général des pensions par l'intermédiaire du directeur du service de santé (3).

L'acte de naissance peut être fourni par les dépôts de corps de troupe (4).

Lorsque le maire ne peut donner satisfaction, il y a lieu d'en référer au Ministre (Service général des Pensions), qui demande au procureur de la République de faire délivrer l'acte par le greffe du tribunal (*B. O.*, P. S.-P., n° 39, 1916, p. 706).

Lorsque le militaire est originaire des *pays envahis*, l'acte de naissance est remplacé par un duplicatum de la page du livret matricule contenant les indications relatives à l'état civil, et corroboré par un acte de notoriété certifié par trois militaires déclarant connaître l'individu, et établi, soit par le commandant

---

(1) Circ. 33135 C./7 10 sept. 1915, C. M. 30 Ci/7 29 fév. 1916.
(2) Instr. minist. 23 mars 1897, art. 6.
(3) Circ. minist. C. C. M. n° 6 août 1917, p. 12.
(4) Circ. 9755 1/11 7 juillet 1915.

de dépôt (1), soit par les médecins-chefs des hôpitaux où il se trouve (2).

Les intéressés peuvent aussi faire établir cet acte de notoriété suivant les dispositions de la loi du 16 mars 1916, qui prévoit l'intervention du juge de paix de la résidence et la signature de trois témoins ayant été domiciliés dans le même département que l'intéressés. (Voir plus loin le modèle de l'acte de notoriété.)

Pour les Alsaciens-Lorrains.

Il faut l'acte de notoriété, la copie conforme de la première page du livret matricule, une note du commandant de recrutement établissant la relation entre le nom supposé et le nom réel (3)

Pour les indigènes des troupes noires et jaunes.

Toute pièce, quelle qu'elle soit, est suffisante, pourvu qu'elle fixe l'identité de l'intéressé.

C'est au dépôt des isolés de Marseille, chargé de la tenue de la matricule des Sénégalais, qu'il faut demander, le cas échéant, l'état des services (4).

Pour les indigènes de l'Afrique du Nord.

1° *Algériens.* — Le certificat modèle n° 5 tiendra lieu d'acte de naissance, lorsque l'indigène sera né antérieurement à la loi du 23 mars 1882 ou qu'il sera originaire d'une région où l'état civil n'a pas été constitué conformément aux prescriptions de cette loi. Dans tous les autres cas, il devra obligatoirement être joint à la proposition de gratification ou de pension un extrait du registre matrice (5).

2° *Tunisiens, Marocains.* — Toute pièce officielle, quelle qu'elle soit, sera suffisante, pourvu qu'elle fixe l'identité des intéressés (6).

---

(1) Circ. minist. 28 avril 1915, *J. O.* 11 mai 1915 (*B. O.*, P. S.-P., p. 2008).
(2) Circ. minist. 24 juillet 1915, *J. O.* 3 août 1915.
(3) Circ. minist. 3526 D./S. G. P. 1er septembre 1916.
(4) 22e circ. mens. S. G. P. 1376 C./D. 1er mai 1918, circ. min. 330 Ci/7 25 novembre 1916.
(5) 22e circ. mens. S. G. P. précitée.
(6) 22e circ. mens. S. G. P. précitée.

2° ÉTAT GÉNÉRAL DES SERVICES ET CAMPAGNES. (Modèle 7.)

(Article 59 de l'instruction du 23 mars 1897, volume 66.)

L'état des services doit être demandé au conseil d'administration du corps auquel appartient l'intéressé, suivant un modèle régulier (1); il doit être, en effet, établi par le conseil d'administration du corps d'origine, et expédié par celui-ci, dans le plus bref délai possible (2).

Un délai de trente jours est accordé pour obtenir les pièces demandées aux corps ou aux formations sanitaires.

Une lettre de rappel doit être envoyée, passé ce délai, pour réclamer d'urgence l'envoi de la pièce.

Si aucune réponse ne parvient dans un nouveau délai de quinze jours, il en est rendu compte à la direction du service de santé, s'il s'agit d'une formation sanitaire, et hiérarchiquement (c'est-à-dire sous couvert du directeur du service de santé): au général commandant la subdivision de l'unité à laquelle a été adressée la demande, s'il s'agit d'un corps de troupe; en cas d'insuccès, un compte rendu est finalement adressé à la commission consultative médicale (3).

(Voir plus loin la formule du compte rendu à adresser, soit au directeur du service de santé, soit au général commandant la subdivision de région du corps retardataire, sous couvert du directeur du service de santé de la région dont dépend le réclamant.)

L'état des services doit relater tous les renseignements inscrits sur les feuillets et livrets matricules, et notamment :

La date et la durée de chaque rengagement;

La date de chaque nomination;

Les dates et la durée des interruptions;

Les dates de commencement et de fin de chaque campagne;

Les dates d'envoi en renfort dans la zone des armées;

Les dates d'évacuation à l'intérieur (4).

---

(1) 13° circ. mens. S. G. P. 1er août 1917 (*B. O.*, p. 2127).

(2) Circ. minist. 9755 1/11 7 juillet 1915. circ. minist. 202 Ci/7 20 août 1916.

(3) 2° circ. mens. C. C. M. avril 1917, 1 à 5; circ. minist. 526 Ci/7; 6° circ. mens. C. C. M. août 1917, p. 11; 16° circ. mens. C. C. M. juin 1918.

(4) Addition du 30 octobre 1917 à l'instruction du 8 juin 1911, vol. 10 (*B. O.*, p. 3190).

Il doit être complet et mis à jour, l'orthographe des noms exacte, l'ordre des prénoms conforme à l'extrait de naissance.

En cas de non concordance, il y a lieu de renvoyer l'état 7 au corps, pour rectification ou vérification.

Il doit porter la mention que le militaire n'est ni titulaire d'une pension, ni en possession des droits à pension (1).

Il doit être signé par le major délégué officiel du conseil d'administration (2) et visé par le sous-intendant militaire du corps de l'intéressé qui a dressé l'état. Ce n'est que plus tard qu'il devra être visé pour ordre par le sous-intendant chargé de la surveillance du corps instructeur.

Lorsqu'il est joint définitivement au dossier par le centre spécial de réforme, l'état des services doit porter, dans la colonne observations, la mention suivante :

« Le militaire déclare appartenir actuellement à..... telle unité. »

Cette inscription doit être effectuée par le médecin-chef du C. S. R. (27e circulaire mensuelle, S. G. P., 1er octobre 1918.)

L'établissement de cet état par le dépôt du corps de l'intéressé doit être facilité par l'envoi du bulletin de renseignements. (Voir plus loin modèle de ce bulletin comportant simultanément la demande de l'état modèle n° 7.)

Dans des cas exceptionnels, il peut être remplacé, s'il ne peut être fourni en temps utile, par une copie du feuillet matricule en son état actuel, qui peut et doit être établi immédiatement ment (3). Le corps sera tenu de préparer néanmoins cet état 7 et de le faire parvenir, par la suite, au ministère de la guerre (4).

(Voir plus loin le modèle de la demande de cet état 7.)

Indigènes des troupes noires et jaunes. — On peut se dispenser de toute production destinée à la justification des services, sauf, dans le cas de proposition d'une pension dont la quotité varie en fonction de leur durée (5e classe, et, après vingt-cinq ans de service, 6e classe) (5).

Indigènes de l'Afrique du Nord. — Mêmes dispositions.

---

(1) Circ. 658 C. D./S. G. P. du 1er février 1917.
(2) 21e circ. mens. 1er avril 1918, n° 1304 C. D./S. G. P. (*B. O.*, p. 1018).
(3) Circ. 745 C. D./S. G. P. du 1er avril 1917 (*B. O.*, p. 886).
(4) Circ. 745 C. D./S. G. P. du 1er avril 1917 (*B. O.*, p. 886).
(5) 22e circ. mens. S. G. P. du 1er mai 1918 (*B. O.*, p. 1503).

Acte d'individualité.

Cette pièce est établie lorsqu'il y a discordance entre l'acte de naissance et l'état des services et campagnes.

Cet acte est signé par le sous-intendant militaire, par trois témoins et par l'intéressé.

Bulletin de renseignements.

Fournis par l'intéressé, et contrôlés par le conseil d'administration du corps. (21e circulaire mensuelle du Service général des Pensions, 1er avril 1918.)

Le médecin-chef de l'hôpital traitant devra provoquer et enregistrer les déclarations de tout militaire pour lequel un dossier sera en préparation.

Ces déclarations seront consignées sur un bulletin conforme au modèle ci-joint (1), établi en double exemplaire, et sera ensuite obligatoirement transmis au conseil d'administration du corps de troupe, aux fins de contrôle et à titre documentaire, en même temps que sera faite la demande d'état des services et campagnes modèle n° 7.

Il est bien entendu qu'en aucun cas et sous aucun prétexte, le bulletin dont il s'agit ne sera revêtu de la signature du militaire; l'enregistrement des déclarations de ce dernier par le médecin-chef de service lui-même, et à titre de simple renseignement, suffira à lui conférer une valeur documentaire pleinement suffisante.

Un des exemplaires sera conservé aux archives du corps. L'autre exemplaire, retourné par le corps au médecin-chef de l'hôpital traitant avec les remarques, réponses et avis apposés dans les colonnes réservées à cet effet, sera joint au dossier de l'intéressé.

B. — Dossier médical.

1° CERTIFICAT D'ORIGINE, PIÈCES EN TENANT LIEU OU DE NATURE A RENSEIGNER SUR L'ORIGINE.

Dès l'entrée d'un militaire dans une formation sanitaire, la nécessité s'impose au médecin-chef de s'assurer que l'origine de

(1) Voir les modèles *in fine*. Pour certains cas d'espèce (aliénés, nécessité d'un unique renseignement, etc.), le modèle officiel de demande de renseignements peut ne pas être employé; et les corps de troupe ne doivent pas moins répondre aux demandes adressées en la forme ordinaire par le médecin-chef. En cas de conflit, voir 21e circ. mens. C. C. M. 1er novembre 1918.

la maladie ou du traumatisme est imputable ou non au service, et, dans le premier cas, de vérifier que cette imputabilité s'appuie sur des documents précis et réglementaires.

Seule, en effet, l'infirmité contractée ou aggravée du fait du service à l'intérieur ou aux armées peut donner lieu à une indemnisation aux termes de la législation actuelle. (Voir *infrà* la législation projetée.)

a) Modes de preuve de l'origine.

Les documents réglementaires sur lesquels le médecin peut s'appuyer et qu'il doit réunir pour pouvoir considérer que l'origine en service des blessures ou maladies est régulièrement établie sont variables suivant qu'il s'agit :

1° De blessure reçue ou de maladie contractée ou aggravée en service à l'intérieur;

2° De blessure reçue ou de maladie contractée ou aggravée en service dans la zone des opérations.

A l'intérieur, il reste admis qu'au cours de cette campagne, comme en temps de paix, le certificat d'origine réglementaire modèle n° 9 est toujours nécessaire pour blessure reçue, maladie contractée ou aggravée en service à l'intérieur.

Mais, dans la zone des opérations, le certificat d'origine, généralement impossible à établir (dans les conditions réglementaires), peut être remplacé par le duplicatum du billet d'hôpital initial des formations de l'avant (billet à coupons) modèle n° 29 prévu à l'article 36 du règlement du 26 avril 1910, n° 272 *ter*, nomenclature spéciale (Vol. 82) (1).

Il devra contenir des indications sommaires, mais suffisamment précises pour établir l'origine et la nature de l'infirmité, telles que :

1° Lieu et date de la blessure de guerre (2);

---

(1) Circ. 9590 2/7 du 23 octobre 1914.

(2) Au point de vue médico-légal, on appelle blessure de guerre tout traumatisme ou accident violent subi au cours d'un événement de guerre. La circulaire du 12 décembre 1916 (*B. O.*, 25 décembre, P. P., p. 1321) s'est placée au point de vue des titres à décorations quand elle a qualifié blessure de guerre celle qui résulte d'une ou plusieurs lésions occasionnées par une même action extérieure au cours d'événements de guerre en présence et du fait de l'ennemi. De simples troubles nerveux ou mentaux consécutifs à une commotion par éclatement d'obus constituent au point de vue médico-légal des blessures de guerre. (Avis de la section des finances des 6 juin 1916, 17 mars 1917; rép. minist. n° 18666, *J. O.* 15 déc. 1917, p. 3310.)

2° Nature de l'agent vulnérant;

3° Siège de la blessure initiale.

Il est indispensable que ces indications soient portées par le médecin même qui établira le billet d'hôpital, sur lequel il apposera sa signature et le timbre de l'hôpital.

Au cas où il n'aurait pas été possible de recueillir avec exactitude les renseignements précis et circonstanciés ci-dessus indiqués, la mention « Blessure de guerre », apposée et dûment certifiée par le médecin qui aura établi le billet, pourra y suppléer à l'extrême rigueur (1).

Lorsque les blessés ou malades évacués sur la zone de l'intérieur ne seront pas en possession du billet d'hôpital initial, le billet d'hôpital établi par la première formation sanitaire du territoire pourra encore servir à déterminer l'origine, à condition que toutes les indications qui paraîtraient utiles pour la détermination de l'origine des blessures reçues ou maladies contractées y soient mentionnées (2).

b) Remise d'un titre à l'intéressé (duplicatum du billet d'hôpital).

Il est indispensable que le blessé ou malade (officier ou homme de troupe) reçoive de l'autorité militaire, quelle qu'elle soit (corps, formation sanitaire, établissements hospitaliers), qui établit la pièce d'origine, un duplicatum de cette pièce dûment authentiqué qui constitue sa sauvegarde pour l'avenir et doit rester sa propriété particulière (3).

Aux termes de la réglementation actuelle, un duplicatum de billet d'hôpital ne peut être délivré *qu'à titre de certificat d'origine*, pour blessure reçue ou maladie contractée *dans la zone des armées*, et par les deux seules formations sanitaires suivantes :

1° Par la formation du front *évacuatrice;*

2° (A défaut de remise de ce billet initial), par la *première formation* de l'intérieur où le militaire évacué a été hospitalisé (4).

---

(1) Circ. 33135 Ci/7 du 10 sept. 1915, modifiée par la 21e circ. mens. S. G. P. du 1er avril 1918.

(2) Circ. 9590 2/7 du 23 octobre 1914 (*B. O.*, 1917, p. 3653).

(3) Circ. 33135 C./7 du 10 septembre 1915.

(4) Circ. 9590 2/7 du 23 octobre 1914. Exceptionnellement, et si la remise n'a pas été effectuée par l'une de ces deux formations, la dernière formation de l'intérieur, avant présentation de l'intéressé devant la commission de réforme, lui remet un duplicatum qui doit être la copie de l'un des deux premiers billets d'hôpitaux ci-dessus visés.

Toute blessure reçue ou toute infirmité contractée ou aggravée *à l'intérieur* doit être prouvée par un certificat d'origine réglementaire et ne justifie pas la délivrance d'un duplicatum de billet d'hôpital.

L'usage qui s'est établi dans certaines formations du territoire de remettre à tout militaire sortant un duplicatum du billet d'hôpital est antiréglementaire et abusif. Il paraît même proscrit par la circulaire 54 ci/7 du 5 avril 1916 et la notice 5 du règlement sur le service de santé à l'intérieur.

Aux termes des articles 204 à 212 du règlement sur le service de santé à l'intérieur, qui gardent dans le territoire toute leur force, *il n'y a qu'un billet d'hôpital*, qui suit le malade dans les divers établissements sur lesquels il a pu être évacué jusqu'à sa sortie définitive. La partie administrative reste entre les mains de l'officier d'administration. La partie médicale est jointe à un bulletin de sortie adressé au corps.

c) Origine par aggravation.

Souvent, les maladies susceptibles d'entraîner des indemnisations existent en germe, à l'état latent non perceptible, ou encore à l'état initial peu grave, chez les militaires antérieurement à leur incorporation.

Elles ne se manifestent ou ne s'aggravent, à un moment donné, qu'après une assez longue période, mais cependant du fait du service.

Depuis 1896, la jurisprudence du Conseil d'Etat admet l'aggravation au même titre que l'origine des infirmités; quand il est bien prouvé et dûment établi que l'aggravation résulte nettement d'un fait particulier du service ou d'une obligation exceptionnelle, ou encore d'une longue durée du service militaire (*Guide-barème des invalidités*, p. 61 et 62) (1). L'aggravation par le fait de service peut être acceptée après un séjour minimum de soixante jours dans une unité combattante et aux tranchées. (Avis de la commission consultative médicale.)

Mais il est nécessaire que la preuve de cette aggravation soit mise formellement en lumière, et le commandement seul, qui connaît la nature des services qui ont été imposés à l'intéressé ainsi

---

(1) En matière de gratification, l'aggravation est mentionnée par l'instr. du 21 janvier 1910, art. 13, par. 1er (*B. O.*, vol. 684) et par l'instr. du 10 avril 1915.

que leur durée, peut fournir un témoignage sur l'éclosion ou l'aggravation de la maladie (Circ. 286 ci/7 du 15 octobre 1916, *B. O.* 1917, p. 87.)

Une enquête doit toujours être demandée dans ce cas au commandement, c'est-à-dire au conseil d'administration du corps de l'intéressé, *suivant la formule annexée à l'envoi du bulletin de renseignements* joint à la demande de l'état n° 7. (Voir modèle plus loin.)

On s'abstiendra de demander directement aux commandants des unités sur le front des rapports ou des pièces quelconques. (Circ. 526 C. C. M. du 31 mai 1917.)

On réclamera en outre :

Le billet d'hôpital initial;

Eventuellement, les billets d'hospitalisations ultérieures, dont la filiation pourrait être utile à l'établissement de l'origine, et l'on réunira les feuilles d'observations qui doivent contenir réglementairement tous renseignements utiles sur l'origine. (Circ. 607 ci/7 du 20 octobre 1917.)

On pourra demander aussi, mais exceptionnellement :

L'extrait du registre d'incorporation;

L'extrait du registre d'infirmerie (relevé des indisponibilités) et une enquête de gendarmerie sur l'état de santé antérieure.

d) Bulletin 46/C.

Enfin, le médecin traitant pourra être amené, pour préciser l'origine, à demander au bureau de la comptabilité du service de santé de la rue Lacretelle, le bulletin 46/C, qui y est envoyé par les formations sanitaires des armées avec certification de l'origine par le commandement en campagne. (Instruction 31 août 1916, n° 7023, D. A.; instruction 630 ci/7, 15 décembre 1917) (1).

---

(1) S'il s'agit des *rapatriés*, qui ne sont généralement porteurs d'aucune pièce, les médecins devront considérer que la captivité est regardée comme un fait de service, et que toute maladie contractée ou aggravée pendant la captivité doit être présumée provenir du service. S'il s'agit de blessure, il est utile d'établir par une enquête de gendarmerie que la lésion n'est pas antérieure aux hostilités.

Par contre, la captivité n'est pas par elle-même un événement de guerre. Pour prouver *la blessure de guerre*, on aura recours, faute d'autres moyens, à la procédure indiquée par l'instruction du 8 juin 1911 (art. 48) (*B. O.*, vol. 10) : déclaration sur l'honneur et écrite de deux témoins ayant assisté à l'événement de guerre ou ayant été soignés en captivité avec

e) Fiches et pochettes d'évacuation.

Les fiches d'évacuation peuvent servir de renseignements au point de vue de l'origine; elles sont généralement entre les mains des intéressés et doivent être jointes au dossier, ainsi que la pochette, quand les renseignements sur les hospitalisations successives y ont été inscrits.

Au cas où enfin la constatation réglementaire des blessures ou maladies ne peut être faite, la déclaration sur l'honneur et écrite (avec légalisation des signatures) de deux témoins bien famés et connus, militaires ou civils, ayant assisté à l'affaire ou ayant été traités avec le blessé, ou l'ayant relevé sur le champ de bataille, peut être admise. (*B. O.*, Archives de la guerre, n° 10.)

Dans cette éventualité, on fournirait au commandement, à la suite de la demande d'enquête jointe au bulletin de renseignements. les noms et qualités des témoins cités par l'intéressé pour obtenir ladite déclaration. (Voir modèle plus haut.)

Si, malgré tous ces essais de détermination, l'origine des infirmités reste douteuse au moment de la présentation devant la commission de réforme, la circulaire n° 17861 2/1, du 13 juin 1918 (*B. O.*, p. 1969), édicte que les mutilés doivent être examinés à nouveau aux centres spéciaux de réforme par les experts médico-légaux, *dont les avis doivent être assez explicites pour servir de base* aux décisions ou propositions des commissions de réforme (1).

e bis) Législation nouvelle.

Le projet de loi sur les pensions militaires voté par la Chambre des députés établit, dans son article 2, une « *présomption d'ori-*

---

l'intéressé. Les seules déclarations de celui-ci sont insuffisantes. (Avis de la section des finances du Conseil d'Etat du 24 novembre 1915 et du 18 octobre 1916.)

Consulter également la circulaire du 7 juin 1918 (*J. O.*, 10 juin 1918, p. 5007; *B. O.*, p. 2044).

(1) La circulaire 17861 2/1 du 13 juin 1918 ayant paru porter atteinte à la réglementaire division des pouvoirs entre le commandement et le service de santé, il a été décidé de la compléter en ce sens que c'est au commandement qu'il appartiendra exclusivement de solutionner (après consultation du Ministre, s'il y a lieu) les questions restées douteuses portant sur la relation entre *le fait d'origine invoqué et le service militaire*. (Voir, à cet égard, la circulaire du 2 octobre 1918, n° 28264 2/1, servant d'addendum à la circulaire 17861 2/1 précitée; *B. O.*, p. 1969 et 2858.)

gine en service » en faveur de toutes les blessures constatées avant le renvoi du militaire dans ses foyers, et, à quelques exceptions près, de toutes les maladies constatées soit pendant la période d'incorporation, soit pendant les six mois qui suivent la libération. Cette présomption n'est, en réalité, que l'extension large et généreuse du principe de l'assimilation de l'aggravation à l'origine directe instauré par la jurisprudence du Conseil d'Etat et qui fait qu'on ne tient plus compte actuellement des *prédispositions constitutionnelles*. Mais ce même article 2 réserve à l'Etat le droit de faire *la preuve contraire*, c'est-à-dire que, pour la détermination éventuelle de la « non-origine en service », l'Etat aura toujours à recueillir dans le dossier de chaque intéressé des documents sur l'origine, documents qui devront toujours émaner du commandement et du service de santé et ne différeront donc pas des documents réglementaires actuels.

f) Influence de l'origine sur la solde de présence.

La question d'origine est d'une importance actuelle capitale, non seulement au point de vue des droits éventuels à indemnisation, mais au point de vue des droits à la solde de présence pendant l'hospitalisation et pendant la convalescence.

En l'état actuel de la réglementation, la solde de présence n'est due que pour blessure ou maladie *contractée* en service. La direction de l'intendance, interprétant strictement le décret du 23 août 1917 (*B. O.* 10 septembre, n° 2157), se refuse à reconnaître le droit à la solde pour maladie *aggravée* en service. Le sous-secrétariat du service de santé a dû se ranger à cette manière de voir par sa circulaire 668 ci/7 C. C. M. du 27 février 1918, servant de rectificatif à la circulaire 630 ci/7 C. C. M. du 15 décembre 1917. (Voir aussi la circulaire du 19 octobre 1914, *B. O.*, vol. vert n° 1, p. 440.)

De nombreux membres du Parlement ont, au cours de la discussion à la Chambre du projet de loi sur les pensions militaires, protesté contre cette distinction entre les maladies *aggravées* et les maladies *contractées*, qui leur a semblé d'autant plus anormale que la jurisprudence du Conseil d'Etat fait produire les mêmes effets médico-légaux à l'aggravation par le service qu'à l'origine directe. Après la toute dernière protestation du président de la commission d'hygiène publique, l'assimilation tant désirée par le service de santé entre les maladies *contractées* et les maladies *aggravées* pour le droit à la solde a été décidée. (Art. 2 de la loi du 15 novembre 1918, *J. O.* du 16 novembre, p. 9913.)

Pour les allocations des rapatriés d'Allemagne, consulter la circulaire spéciale du 7 juin 1918 (*J. O.* 10 juin 1918, p. 5007; *B. O.*, p. 2044).

g) Dispositions concernant l'origine spéciale aux indigènes sénégalais ou marocains.

Toutes les fois qu'il ne sera pas possible de fournir un certificat d'origine, les certificats des médecins experts devant la commission de réforme pourront en tenir lieu; *mais le dossier devra contenir une pièce* indiquant les motifs pour lesquels le certificat d'origine n'a pu être délivré (1).

Si les certificats médicaux des experts *et du médecin traitant* démontrent nettement que l'inaptitude au service militaire provient, soit du changement de climat que l'intéressé a dû subir, soit des conditions actuelles de son existence, l'origine en service pourra être reconnue (2).

2° BILLETS D'HÔPITAL DES FORMATIONS SANITAIRES DE L'INTÉRIEUR DANS LESQUELLES A ÉTÉ SOIGNÉ L'INTÉRESSÉ.

Ces billets ne sont pas indispensables pour la constitution des dossiers médico-légaux. Leur suite ininterrompue est le plus souvent inutile (3). Ils ne le deviennent que dans certains cas d'espèce, cas douteux, où une enquête plus approfondie est nécessaire pour suivre la filiation de l'évolution de la lésion.

Le billet d'hôpital doit être établi très régulièrement et avec le plus grand soin (4). Il doit, dans des formules très concises, contenir le plus grand nombre d'indications, et notamment le résumé très succinct de l'observation clinique.

La première partie du billet, si elle reproduit le diagnostic de la formation précédente, doit le copier fidèlement, sans y rien ajouter, ni retrancher, quelles que soient les allégations que puisse invoquer l'intéressé, notamment au point de vue de l'origine de sa blessure ou de sa maladie (5).

---

(1) 22° circ. mens. S. G. P. 1er mai (1918 (*B. O.*, p. 1503).
(2) Circ. 330 Ci/7 du 25 novembre 1916.
(3) 3° circ. mens. C. C. M. mai 1917 (*B. O.* 3).
(4) Règlement sur le service de santé à l'intérieur, art. 204.
(5) En cas de contradiction ou d'éléments nouveaux d'appréciation, les médecins les consigneront sur les feuilles d'observation. (Circ. 630 Ci/7 15 décembre 1917.)

Cette partie, copie du billet précédent, ne doit pas être signée du médecin de la formation sanitaire actuelle; elle doit reproduire en écriture courante la signature du billet original, précédée de « signé ».

S'il est impossible de déchiffrer la signature, on inscrira : « Signé : Illisible. »

Dans la case réservée au diagnostic de la sortie, le médecin traitant inscrira tout ce qu'il jugera utile et nécessaire de porter, et il signera lisiblement en faisant précéder sa signature de l'énoncé lisiblement écrit de son grade et de sa fonction (1).

Il faudra indiquer :

Le lieu et la date de la blessure;

La nature de l'agent vulnérant;

Le siège de la blessure initiale;

La désignation des tissus lésés;

La nature des opérations pratiquées (2).

Le billet portera toutes les indications concernant la formation, portée en timbre humide, numéro de l'hôpital, dates d'entrée et de sortie, ainsi que le numéro du registre des entrées (3

L'état civil et militaire sera rigoureusement contrôlé. A la sortie, un duplicatum dûment authentiqué sera remis à l'intéressé s'il s'agit du billet initial (4).

Ainsi qu'il a été dit plus haut, c'est à titre exceptionnel que l'intéressé doit recevoir un duplicatum du billet d'hôpital du territoire et seulement lorsqu'il ne sera pas en possession du premier billet d'hôpital qui sert de pièce d'origine (5).

3° FEUILLES D'OBSERVATIONS.

La feuille d'observations instituée par la circulaire 7371 C/7 et modifiée par la circulaire 607 ci/7 du 20 octobre 1917 doit enregistrer tous les détails de l'évolution des blessures, des maladies et de leur traitement; elle doit constituer un des éléments principaux permettant de déterminer l'origine soit directe, soit par

(1) Circ. minist. 951 3/7 1er novembre 1915.

(2) Circ. minist. 9590 2/7 25 octobre 1914; circ. minist. 3114 C./7 27 janvier 1915.

(3) Règlement sur le service de santé, art. 204-265.

(4) Circ. minist. 9590 2/7 25 octobre 1914.

(5) 10e circ. mens. C. C. M. décembre 1917, Ba. II.

aggravation des blessures ou infirmités surtout pour les malades évacués des armées.

Chaque hôpital doit en établir une propre qui sera jointe au dossier médical de l'intéressé; un double en sera d'ailleurs conservé aux archives de l'hôpital pour permettre de fournir ultérieurement tout renseignement utile.

La feuille d'observations comporte deux parties :

1° *Renseignements sur l'origine.* — Elle reproduit les renseignements fournis par les formations de la zone des armées ou, à défaut, enregistre les déclarations du malade immédiatement après son entrée au premier hôpital de l'intérieur et indique la relation qui peut exister entre la cause invoquée et les infirmités constatées.

En inscrivant les détails les plus minimes fournis par les intéressés, les médecins traitants éviteront souvent des enquêtes ultérieures, longues et difficiles.

Dans tous les cas, on précisera si les renseignements émanent de documents officiels ou des déclarations des malades.

2° *Partie clinique.* — La deuxième partie doit retracer, d'une manière précise et au jour le jour, la filiation des symptômes, noter les diverses particularités intéressantes et permettre d'embrasser, dans son ensemble, l'histoire clinique du malade ou du blessé.

Il sera bon d'indiquer brièvement dans la feuille d'observations le résultat des différentes analyses chimiques ou des recherches bactériologiques.

4° RAPPORTS DES MÉDECINS ET CHIRURGIENS CHEFS DE SECTEUR.

Pour tout homme soumis à l'examen d'un médecin-chef de secteur, il sera adressé à ce dernier, par le médecin qui sollicite la consultation, une note relatant d'une façon très précise les résultats du ou des examens antérieurs, et indiquant nettement le ou les points sur lesquels l'avis du médecin de secteur est spécialement sollicité (1).

Il en sera de même pour l'examen sollicité du chirurgien de secteur.

Un certificat du médecin de secteur, d'ailleurs nécessaire pour

(1) Circ. 619 Ci/7 du 15 novembre 1917.

l'envoi dans un hôpital sanitaire, figurera toujours dans le dossier des tuberculeux ou des militaires suspects de tuberculose (1).

Un avis du médecin et du chirurgien de secteur sera nécessaire à joindre à une demande d'évacuation d'un tuberculeux osseux sur un hôpital de cure marine (2).

NOTES DU MÉDECIN OU DU CHIRURGIEN DE SECTEUR.

Ces notes ne seront pas indispensables, mais souvent elles sont très utiles dans les cas d'espèce. L'absence de ces pièces ne doit en aucun cas retenir un dossier médico-légal ou arrêter l'envoi de l'intéressé sur le centre spécial de réforme.

5° ANALYSES CLINIQUES OU BACTÉRIOLOGIQUES
(urines, crachats, sang, etc.).

Lorsque l'affection qui a nécessité l'hospitalisation du militaire comporte un examen clinique ou bactériologique, les analyses doivent être faites le plus tôt possible, répétées si cela est nécessaire, et jointes au dossier.

Dans la feuille d'observations il est bon d'indiquer brièvement les résultats de ces diverses analyses.

6° RAPPORTS DES SPÉCIALISTES.

Dans le cas de lésions des yeux, des oreilles, du nez et de la gorge, des voies urinaires et de troubles trophiques ou nerveux, un rapport de spécialiste est indispensable (3).

S'il s'agit de cas de cardiopathie ou d'albuminurie, c'est dans le service central de médecine générale que seront précisées les indications médicales et la solution (4).

Les rapports des spécialistes doivent avoir des conclusions nettes, être datés et signés lisiblement.

Les certificats doivent fournir les renseignements anatomiques et cliniques les plus complets, mais ils doivent s'abstenir de for-

(1) Circ. 212 Ci/7 du 25 août 1917.
(2) Circ. 646 Ci/7 du 10 janvier 1918.
Circ. minist. 33135 C./7 du 10 septembre 1915.
(4) Circ. minist. 240 Ci/7 du 15 septembre 1916.

muler des conclusions médico-légales (1), sauf si les médecins chefs de centre sont commis comme experts.

Dans tous les autres cas, ils sont autorisés (comme d'ailleurs tous les médecins-chefs) à transmettre sous pli cacheté, au médecin-chef du centre spécial de réforme, sans en donner connaissance aux malades et blessés, leur évaluation personnelle d'invalidité ou toute suggestion sur la solution précise à porter aux commissions de réforme, chaque fois qu'ils l'estimeront utile (2).

La circulaire 797 ci/7 du 9 octobre 1918 (*B. O.*, p. 3014), qui modifie le mode d'examen préparatoire des hommes présentés devant les commissions de réforme n° 2, a prescrit qu'un dossier serait constitué pour chaque militaire, et comprendrait, concurremment avec le certificat de visite exigé par l'instruction du 21 janvier 1910 (art. 8, vol. 68[1]), un avis d'un médecin spécialiste pour les cas comportant son intervention. Le mot *spécialiste* doit être entendu dans le sens le plus large. L'avis précité est exigible non seulement en cas de lésions oculaires, auditives, nerveuses, mais encore d'affection splanchnique, poumons, cœur, foie, reins, tube digestif. Dans tous les cas où il y aura désaccord d'ordre technique entre l'avis formulé par les experts de la contre-visite et l'avis écrit du spécialiste, la présentation devant la commission de réforme sera différée et l'intéressé sera mis en observation dans un centre hospitalier où un médecin qualifié, désigné par le directeur du service de santé régional, tranchera le différend sur le diagnostic.

7° EXAMEN ÉLECTRIQUE.

Cet examen dépend des cas d'espèce pour les lésions nerveuses.

L'électro-diagnostic est nécessaire à joindre pour tous les cas d'affections nerveuses périphériques; il sera aussi complet que possible, donnera les résultats des réactions aux courants galvanique et faradique notées muscle par muscle, indiquera la comparaison avec le côté sain, et précisera s'il existe ou non une réaction de dégénérescence complète ou partielle.

8° FICHE DE MÉCANOTHÉRAPIE.

Dépend des cas d'espèce.

(1) Circ. minist. 309 Ci/7 du 5 novembre 1916.
(2) Circ. minist. 413 Ci/7 du 31 janvier 1917.

9° RADIOGRAPHIE OU CALQUES RADIOGRAPHIQUES.

Il ne doit pas y avoir dans les dossiers de plaques radiographiques, mais seulement des radiographies, ou, plus simplement, des calques radiographiques (1).

Ces calques ne devront pas être multipliés inutilement : radiographies et calques doivent porter à l'encre l'indication des nom, prénoms de l'intéressé, de la date de l'examen et de l'interprétation, signée lisiblement par le spécialiste (2). La signature de celui-ci doit être surmontée de l'énoncé de son nom et de son grade lisiblement écrits.

Ces calques porteront toujours le timbre de l'établissement radiographique.

En cas de troubles trophiques des os (fractures ou esquilles multiples, arthrites, ankyloses), la radiographie est préférable au calque. Elle doit être récente (3). Un examen radiographique est utile dans certains lésions viscérales : poumon, cœur, tube digestif.

Un modèle uniforme de calques radiographiques-diagnostic est établi pour joindre au dossier médical.

Il est interdit de délivrer aux intéressés une épreuve quelconque et même de la leur communiquer (4).

10° ÉPREUVES PHOTOGRAPHIQUES.

Elles ne sont nécessaires que pour les cicatrices déformantes, les lésions cutanées, les attitudes vicieuses, les mutilations, etc.

Elles doivent être nettes et reproduire exactement la lésion pour permettre aux médecins contrôleurs des services techniques du ministère, qui ne jugent que sur pièces, de se faire une idée exacte des lésions.

Rapports médicaux.

11° OPHTALMOLOGIE.

Pour les lésions des yeux, il est indispensable que l'acuité visuelle soit recherchée au moyen d'appareils destinés à déjouer

---

(1) Circ. minist. 35495 C./7 du 25 septembre 1917.
(2) Circ. minist. 409 Ci/7 du 25 janvier 1917.
(3) 3ᵉ circ. mens. C. C. M., mai 1917, Ba. 4.
(4) Circ. minist. 89 Ci/7 du 15 mai 1916.

la simulation ou l'exagération : mention sera faite obligatoirement de cette indication sur les certificats des spécialistes (1). L'acuité visuelle de l'autre œil sera toujours aussi indiquée, ce degré d'acuité étant mesuré aussi bien pour la vision centrale que pour la vision périphérique.

Constatations concernant le champ visuel (2).

Réforme des militaires aveugles ou pratiquement aveugles.

Les militaires aveugles seront dirigés par le centre ophtalmologique sur le centre de rééducation le plus proche de leur résidence ou de leur lieu d'origine, et, de là, sur le centre spécial de réforme dont relève ce dernier établissement.

Les médecins-chefs des centres ophtalmologiques auront soin d'adresser les pièces déjà réunies du dossier médical et administratif concernant le militaire aveugle au médecin-chef du centre spécial de réforme sur lequel l'aveugle doit être évacué (3).

12° OTOLOGIE.

La fiche jaune, prévue par la circulaire 159 ci/7 du 15 juillet 1916, sera toujours collée sur le billet d'hôpital ou sur la feuille d'observations qui accompagne le blessé.

L'acuité auditive doit être recherchée au moyen d'appareils destinés à déjouer la simulation ou l'exagération, et mention sera faite obligatoirement de cette indication (4).

13° UROLOGIE.

Tout blessé ou malade urinaire entrant pour observation ou traitement dans une formation sanitaire sera l'objet de l'établissement d'une fiche médicale spéciale, qui le suivra avec son dossier médical dans les différents hôpitaux où il pourrait être de nouveau hospitalisé pour la même affection (5).

Tout militaire hospitalisé pour affection des organes génito-urinaires (maladies vénériennes exceptées) recevra, à la sortie

---

(1) Circ. 960 C. C. M. du 9 juin 1916.
(2) Circ. 356 Ci/7 du 10 décembre 1916 (*B. O.* 1917, p. 1716.)
(3) Circ. 356 précitée.
(4) Circ. 960 C. C. M. du 9 juin 1916.
(5) Circ. 515 Ci/7 du 15 mai 1917.

de l'hôpital dans lequel il aura été traité pour la première fois pour une affection de cet ordre, un carnet sur lequel le médecin traitant inscrira tous les renseignements cliniques, microbiologiques et radiologiques, susceptibles d'éclairer les urologistes appelés à intervenir ultérieurement.

Ce carnet sera présenté par le malade à chaque examen nouveau (visite ou contre-visite) ou à chaque entrée nouvelle dans une formation sanitaire (1).

C. — Pièces à joindre éventuellement.

14° CERTIFICAT D'INCURABILITÉ.

(Article 34 de l'instruction du 23 mars 1897, modèle 9 du volume 661, Pensions militaires.)

Le certificat d'incurabilité ne doit être établi qu'au cas d'une proposition de retraite (infirmité définitive causée ou aggravée par le service et rentrant dans une des six classes de l'échelle de gravité).

Par qui doit-il être établi?

Il émane du médecin-chef de l'hôpital dans lequel le malade est traité en dernier lieu ou du médecin qui a été désigné à cet effet par l'autorité chargée de l'instruction de la demande de pension (art. 3 de l'ordonnance du 2 juillet 1831), c'est-à-dire généralement le médecin-chef du centre spécial de réforme. (21e circ. mens., C. C. M. 1er novembre 1918.)

Il n'a pas à déterminer le degré de gravité de la blessure ou de l'infirmité, ni la relation qui peut ou non exister entre les lésions et le service; il se borne, ainsi que le veut la loi, à établir que les lésions paraissent incurables (2).

Quand doit-il être établi?

Lorsqu'il s'agit de mutilations ou de lésions irrémédiables, il peut être établi d'emblée; en ce qui concerne les affections chroniques, l'incurabilité ne doit être déclarée qu'après que toutes les ressources thérapeutiques ont été épuisées sans résultat (3).

---

(1) Circ. 692 Ci/7 du 20 avril 1918.

(2) Instr. du 23 mars 1897, art. 34; 9e circ. mens. C. C. M. du 1er novembre 1917.

(3) Instr. du 23 mars 1897, art. 34.

S'il s'agit d'un militaire proposé pour une réforme temporaire sans gratification ou une réforme n° 2, le médecin désigné pour la visite devra être un expert du centre spécial de réforme.

S'il s'agit d'un militaire proposé pour une réforme temporaire avec gratification, une réforme n° 1 ou une retraite, les quatre médecins désignés devront comprendre au moins un expert du centre spécial de réforme.

La commission de réforme, mise en possession des certificats ainsi établis, se prononcera sur pièces. (Art. 51 de l'instruction du 23 mars 1897 précitée).

Les médecins-chefs des hôpitaux et stations sanitaires ne doivent pas évacuer sur les dépôts de corps de troupe des tuberculeux en instance de réforme (1).

Une circulaire en préparation au sous-secrétariat d'Etat du service de santé autorisera à envoyer en convalescence, après un délai de traitement minimum de deux mois, et si son état le permet, tout tuberculeux confirmé dont le dossier n'aura pu être encore complètement constitué.

Une autre circulaire, également en préparation, réglera les conditions dans lesquelles, en vue de la proposition pour la réforme, interviendra l'avis du spécialiste, par analogie avec la circulaire 797 ci/7 du 9 octobre 1918 (*B. O.*, p. 3054).

18° MILITAIRES A APPAREILLER SUSCEPTIBLES D'UNE RÉFORME.

L'établissement du dossier de réforme de l'amputé ou du mutilé devra toujours précéder l'évacuation de l'intéressé sur le centre d'appareillage.

Dans aucun cas, le blessé ne devra entrer au centre d'appareillage avant que son dossier de réforme ne soit parvenu audit centre.

Il ne devra jamais être proposé pour la réforme directement, la présentation devant la commission étant réservée au centre d'appareillage quand la rééducation fonctionnelle aura été jugée suffisante (2).

La circulaire du 25 novembre 1917 ne s'applique pas aux indigènes algériens et tunisiens, qui seront dirigés sur le centre d'ap-

(1) Circ. 3882 3/7 du 7 mars 1918.
(2) Circ. 560 Ci/7 du 25 juillet 1917, notifiée par la circ. 621 Ci/7 du 25 novembre 1917.

parcillage sans qu'il soit besoin d'attendre la constitution complète de leur dossier (1).

19°. RÉFORME SUR PLACE.

La réforme sur place est maintenant de règle, non seulement pour les intransportables, mais encore pour les tuberculeux pulmonaires ou osseux, articulaires et ganglionnaires (hôpitaux et stations sanitaires, hôpitaux spéciaux, asiles d'aliénés, etc.).

Il est nécessaire de préparer les dossiers avec un soin encore plus méticuleux, les intéressés ne passant pas par le centre spécial de réforme.

Les dossiers, d'ailleurs, doivent être adressés en communication au centre spécial de réforme auquel l'hôpital est rattaché pour être contrôlés par le médecin-chef du centre spécial de réforme, avant de provoquer la convocation de la commission qui doit statuer sur place.

20° INDIGÈNES SUSCEPTIBLES D'ÊTRE RÉFORMÉS (3).

Les médecins-chefs des hôpitaux spécialement affectés aux indigènes trouveront dans les circulaires n°s 330 ci/7 du 25 novembre 1916, 519 ci/7 du 25 mai 1917, 616 ci/7 du 10 novembre 1917 la plupart des indications utiles relatives à l'évacuation des indigènes susceptibles d'être réformés ou versés au service auxiliaire.

En particulier : les militaires indigènes des troupes noires et jaunes doivent être tous dirigés sur le centre spécial de réforme de Menton;

Les militaires indigènes de l'Afrique du Nord directement sur le centre spécial de réforme d'Algérie et Tunisie (*via* Marseille),

Et les militaires marocains sur le centre spécial de réforme de Toul

Les militaires indigènes des troupes noires et jaunes hospitalisés en Algérie et Tunisie, susceptibles d'être réformés, devront

---

(2) Circ. 683 Ci/7 du 4 avril 1918.

(1) Voir plus haut les dispositions spéciales aux indigènes relativement à la production des pièces d'état civil, à la justification des services et à l'établissement de l'origine.

(2) Circ. 519 Ci/7 du 26 mai 1917.

être dirigés sur les centres spéciaux de réforme d'Algérie et de Tunisie (1).

Les militaires indigènes de l'Afrique du Nord en service dans les corps, dépôts ou centres d'instruction de la métropole, jugés par le médecin de cette formation susceptibles d'être réformés ou classés service auxiliaire, devront être toujours préalablement hospitalisés.

Si, après une période d'observation à l'hôpital, ces militaires sont effectivement jugés susceptibles d'une de ces mesures, il devra leur être fait application des dispositions de l'article 24 de l'instruction générale n° 330 ci/7 du 20 novembre 1916 (2).

21° DEMANDE DE LA FAMILLE DE SOIGNER ELLE-MÊME LE MALADE.

Le modèle de cette demande et sa procédure sont réglés par l'article 274 *bis* du règlement sur le service de santé à l'intérieur.

MILITAIRES DES ARMÉES ALLIÉES.

Américains. — Dès qu'ils sont transportables, ils doivent être évacués sur l'hôpital américain le plus proche, après entente avec le médecin-chef de cet hôpital. Les documents d'ordre médico-chirurgical doivent suivre les intéressés. (Circ. 684 ci/7 du 6 avril 1918.)

Anglais. — Doivent être évacués, dès que leur état le permet, sur une formation sanitaire anglaise désignée par l'A. D. M. S.

Le médecin-chef de la formation française remettra au malade ou blessé anglais, lorsqu'il sera évacué sur l'hôpital britannique, son dossier médical sous pli cacheté. (Circ. 767 ci/7 du 17 juillet 1918.)

Italiens. — Doivent être dirigès, dès que leur état le permet, sur les hôpitaux de la base italienne de la 14° région, après entente entre le directeur régional du service de santé et le directeur du service de santé de la base italienne à Lyon. (Circ. 18555 B. 1/7 du 14 août 1918.)

Polonais. — Les réformables doivent être dirigés sur le dépôt de Sillé-le-Guillaume, où fonctionne une commission de réforme

(1) D. M. 1726 3/7 du 29 janvier 1918.
(2) Circ. 3237 9/11 du 5 mai 1918.

polonaise. Les indemnisables seront examinés par le centre spécial de réforme du Mans.

Portugais. — Doivent être dirigés sur la base d'Ambleteuse, où seront adressés tous les documents concernant les réformables. (Circ. 17474 D. 1/7 du 4 août 1918.)

Russes. — Sont justiciables, en principe, de la commission de réforme française siégeant à Laval, assistée d'un médecin du service russe. (Circ. 784 ci/7 du 25 août 1918.)

Serbes. — Les invalides serbes susceptibles de rééducation doivent être dirigés, en principe sur le centre de Francheville, près Lyon (H. C. 58). Ceux qui sont incapables de tout travail et non susceptibles de rééducation doivent être dirigés sur le centre de Toulon (Circ. 24396 B. 1/7 du 20 septembre 1918.)

Tchéco-Slovaques. — Les propositions de réforme les concernant sont instruites par les soins des centres spéciaux de réforme comme pour les Français et sont soumises aux mêmes commissions de réforme. (Circ. 785 ci/7 du 30 août 1918.)

CHAPITRE III.

Modèles de demandes de pièces.

1° Modèle de demande d'acte de naissance, à adresser au Maire de la commune.

° RÉGION.

PLACE
de

Hôpital n°

N°

Le Médecin

Médecin-chef de

à Monsieur le Maire de la Commune d

Pour me permettre d'établir le dossier de proposition de réforme (entraînant éventuellement une proposition de pension ou de gratification) le concernant, j'ai l'honneur de vous prier de m'envoyer d'*urgence :*

L'acte de naissance légalisé du sieur

né le , à .

Je vous rappelle que les actes de l'état civil à produire pour le service militaire sont délivrés sur papier libre et sans frais et que, dans le cas particulier, ils doivent être dûment légalisés.

(Exécution de l'instruction ministérielle du 23 mars 1897 et de la dépêche ministérielle n° 13385 1/11 du 16 novembre 1914.)

2° Modèle d'acte de notoriété.

L'an , le

par-devant nous

se sont présentés les sieurs

1, ; 2, ; 3, ; 4, ; 5, ; 6, ; 7, ;

lesquels certifient que X... , m° , recrutement ,

soldat , est bien le fils de

et de et qu'il est né le ,

à , département .

Qu'il se trouve dans l'impossibilité de se procurer son acte de naissance, le pays où il doit le réclamer étant actuellement envahi par l'ennemi.

En foi de quoi, nous lui avons dressé le présent acte de notoriété, conformément aux prescriptions de la circulaire du 28 avril 1915, pour suppléer son acte de naissance.

Le soldat , ici présent et intervenant, affirme la véracité et la sincérité des faits ci-dessus énoncés, dont acte.

Et, après lecture faite, les comparants

et le soldat ont signé avec nous.

3° Modèle de bulletin de renseignements, de demandes d'état n° 7 et de certificat d'origine, à adresser au Président du Conseil d'Administration du dépôt de corps de troupe.

° RÉGION.

—

PLACE

de

—

Hôpital n°

—

N°

A renvoyer le plus tôt possible après vérification et réponses complémentaires au médecin-chef de l'hôpital.

Le Médecin (1)

Médecin-Chef de l'hôpital n°

à Monsieur le Président du Conseil d'Administration

du

J'ai l'honneur de vous adresser les renseignements fournis par le militaire ci-après désigné, en faveur duquel un dossier est en voie de constitution, en vue d'une proposition médico-légale éventuelle.

Contrôlés par vous, ces renseignements sont destinés à permettre de :

1° Compléter les pièces matriculaires de l'intéressé;

2° Apprécier les conditions d'origine de l'infirmité en cause.

Je vous prierai donc de me faire connaître si les renseignements ci-dessous sont conformes à la réalité et de me faire parvenir ensuite, le plus tôt possible, l'état modèle 7.

Nom , prénoms , né le , à , canton , département .

Bureau de recrutement numéro au registre matricule du recrutement , classe .

A été incorporé le , au , en qualité de ; il compte actuellement au , grade , numéro matricule , compagnie , bataillon .

(1) Grade et nom du médecin-chef.

Affectations successives (depuis la mobilisation).

CORPS AUXQUELS A ÉTÉ AFFECTÉ le militaire.	DATES DES MUTATIONS.	DURÉE DES SÉJOURS 1° AU DÉPOT.	2° SUR LE FRONT.	OBSERVATIONS DU CORPS.
	du au			
	du au			
	du au			
	du au			
	du au			
	du au			
	du au			

Hospitalisations successives.

NOMS ET NUMÉROS DES FORMATIONS SANITAIRES.	DATES DE L'ENTRÉE, DE LA SORTIE.	CAUSE invoquée de l'hospitalisation.	OBSERVATIONS DU CORPS.
	du au		
	du au		
	du au		
	du au		
	du au		
	du au		

Remarques et avis du corps.

Blessures et maladies (nature, circonstances, causes invoquées et dates).

Evacuations du front (causes invoquées et dates).

Permissions et congés de convalescence (durée et dates).

Promotions, citations, décorations.

Origine invoquée concernant l'infirmité en cause.

Je vous prie, en outre, de me faire connaître :

1° Si ce militaire, durant son séjour aux armées, a subi (ou non) les dangers, fatigues et intempéries imposés aux troupes combattantes, soit dans les tranchées, soit dans les opérations contre l'ennemi, à quelle époque et pendant combien de temps;

2° Si, pendant son séjour au dépôt, il a été exposé (ou non) aux fatigues et intempéries;

(Préciser les emplois et services, les indisponibilités à la chambre et à l'infirmerie et tous les renseignements qui seraient jugés utiles.)

3° Si un certificat d'origine a été établi (dans l'affirmative, en adresser une copie ; dans la négative, indiquer pourquoi ce document n'a pas été établi);

4° Dans le cas où il n'existerait aucune pièce d'origine probante, voici les noms et qualités des témoins cités par l'intéressé.

Le Médecin-chef,

RÉPONSES ET AVIS.

Le Président
du Conseil d'administration,

4° Modèle de demande d'examen à adresser aux médecins ou chirurgiens chefs de secteurs ou aux médecins spécialistes.

DEMANDE D'EXAMEN.

° RÉGION.
—
PLACE
—
Hôpital

A , le 191 .

Le Médecin , Médecin-Chef de l'hôpital
à Monsieur le Médecin-Chef de l'hôpital

J'ai l'honneur de vous prier de me faire parvenir, dans le plus bref délai, les résultats de votre examen, qui me sont nécessaires pour la constitution du dossier médical du nommé , du ° régiment d , classe , m^le , recrutement .

NATURE ET BUT DE L'EXAMEN.	RÉSULTAT.
Le Médecin traitant,	*Le Médecin chef de service.*

5° Modèle de compte rendu en cas de retard dans l'envoi des pièces nécessaires à la constitution du dossier.

SERVICE DE SANTÉ.

PLACE de

—

° RÉGION MOBILISÉE

—

Hôpital n°

—

N°

Le Médecin *Major de* *classe,*
Médecin-Chef,
à Monsieur

DEMANDE.	REPONSE.
En exécution de la circulaire 526 Ci/7 du 31 mai 1917, j'ai l'honneur de vous rendre compte, à toutes fins utiles, que nous avons demandé, en vue de la constitution du dossier de gratification de réforme du nommé du ° régiment les pièces suivantes : Ces pièces ont été réclamées : à Une première fois, le Une deuxième fois, le et ne nous sont pas encore parvenues. La constitution définitive de ce dossier continue à être retardée jusqu'à réception de ces pièces. Le	

6° Modèle de procès-verbal de refus d'intervention ou de traitement.

(Instruction ministérielle du 5 avril 1915.)

ᵉ RÉGION.

—

PLACE

—

Hôpital n°

—

N°

Je soussigné, médecin , médecin traitant à l'hôpital , ai visité le nommé , grade , corps et constaté qu'il est atteint de (décrire la lésion) , nécessitant (décrire l'opération ou le traitement nécessaire, dire si l'intervention est sanglante ou non, si elle nécessite l'anesthésie générale ou locale, etc.).

J'ai exposé au malade la nécessité et les avantages de cette opération ou de ce traitement, et lui ai conseillé d'y consentir en lui proposant en outre une consultation de (médecin ou chirurgien de secteur, ou spécialiste dûment qualifié), ou une évacuation sur (centre chirurgical, etc.).

L'intéressé s'est refusé à toute intervention ou à tout traitement pour le motif suivant :

L'intervention ou le traitement sus-indiqué aurait pu réduire le taux total de l'invalidité (ou de l'incapacité de travail) dans les proportions de p. 100.

Fait en double exemplaire.

Le

L'Intéressé, *Le Médecin traitant,* *Le Médecin-chef,*

(Au cas où l'intéressé refuserait de signer, il serait fait mention de ce refus au procès-verbal.)

7° Fiche-Questionnaire pour les tuberculeux pulmonaires.
(Circulaire 1006 C. C. M., du 8 août 1918.)

Nom et prénoms : Grade :
En traitement à :

I. — *Examen des crachats*.................. { positif. / négatif.

II. — *Lésions pulmonaires.*

Condensation.... { Unilatérale, 1/3, 2/3. — Totalité du poumon { gauche. / droit. — Bilatérale, 1/3, 2/3. — Totalité du poumon { gauche. / droit.

Ramollissement. { — 1/3, 2/3. — Totalité du poumon { gauche. / droit.

Excavation...... Petite, moyenne, étendue.

Les lésions ont une évolution.. { Fibreuse, fibro-caséeuse, caséeuse, ulcéreuse, à fonte caséeuse rapidement envahissante.

III. — *Courbe thermique.*

Apyrexie.

Hyperthermie inférieure à 38°......

Hyperthermie entre 38° et 39°......

Hyperthermie très accusée supérieure à 39°......................... { Continue. / Avec période d'apyrexie. / Avec quelques écarts quotidiens. / Avec écarts importants. / A grandes oscillations.

Hypothermie grave.

IV. — *Amaigrissement.*

En kilogrammes... { Non progressif. / Progressif.

Poids normal approximatif du malade :

V. — *Troubles toxhémiques. — Complications.*

Sueurs, Tachycardie, Arythmie, Dyspnée, Anémie, Diarrhée, Albuminurie.......................... { Nuls, légers, accusés, graves, intermittents ou permanents.

VI. — *Observations.*

(Particularités, évolution, etc.). — Hémoptysie dûment constatée.

A , le 19 .

Le Médecin *Major de* *e classe,*

Nota. — Pour remplir la fiche, il peut suffire de rayer les termes qui ne se rapportent pas au malade.

DEUXIÈME PARTIE.

DOSSIER MEDICO-LÉGAL N° 2.

Le *dossier médico-légal n° 2* est l'ensemble des pièces médicales qu'il aura paru utile de réunir pour une proposition de : réforme n° 2; réforme temporaire n° 2; classement service auxiliaire (n'entraînant pas libération et indemnisation); changement d'arme ou de subdivision d'arme, *ou en cas de doute*, au sujet d'une décision à prendre pour une question d'aptitude physique et de la nécessité d'un *examen* des médecins d'un centre spécial de réforme.

Les pièces nécessaires seront celles d'ordre médical qui pourront aider les médecins experts et les membres de la commission de réforme à la juste appréciation de l'inaptitude temporaire ou définitive au service.

On y adjoindra, s'il existe, le dossier sanitaire prévu par l'article 10 de la loi du 21 mars 1905.

Si le militaire est à l'hôpital, le médecin-chef devra toujours, pour une proposition de ce genre, provoquer son évacuation sur un centre spécial de réforme. (Circ. 199 Ci/7 du 20 août 1916.)

Si le militaire est dans un dépôt de corps de troupe ou dans un service, le médecin-chef du dépôt ou du service le présentera directement à la commission de réforme subdivisionnaire.

Dans ce cas, il établira un certificat de visite.

Nécessité d'étudier l'origine avant toute présentation *pour la réforme n° 2*.

Depuis la circulaire 751 Ci/7 du 27 juin 1918, il y a nécessité pour les médecins des formations sanitaires et des corps de troupe de certifier qu'ils ont étudié la question d'origine en service ou l'aggravation par le service, et en cas de solution négative, que l'intéressé ne paraît pas susceptible d'être proposé pour une indemnisation.

Cette indication sera portée sur le certificat de visite établi par le médecin auteur de la proposition sous la forme suivante, et à la suite du libellé du diagnostic :

« La maladie ou l'infirmité ci-dessus décrite ne paraît pas avoir été contractée ni aggravée par le service. »

Certificat de visite pour réforme n° 2.

Ce certificat doit décrire avec détails et exactitude les infirmités et les maladies, et conclure à l'impossibilité absolue de servir et de rentrer ultérieurement au service.

Certificat de visite pour réforme temporaire n° 2.

Ce certificat analogue au précédent conclura à l'impossibilité de servir actuellement, mais non de rentrer ultérieurement au service.

Certificat de visite pour changement d'arme ou de subdivision d'arme.

Ce certificat conclura que les accidents relatés ont pour résultat de rendre l'intéressé absolument impropre au service de l'arme à laquelle il appartient, mais qu'ils permettent cependant, en raison de sa constitution, de l'utiliser de préférence dans (telle arme), à l'exclusion de (indiquer les autres armes).

NOTA. — Dans le cas où le médecin-chef du dépôt ou du service aurait un doute au point de vue de l'aptitude physique sur la décision à prendre et jugerait nécessaire, outre l'avis des médecins spécialistes consultés, l'examen préalable des médecins experts, il devrait faire passer l'homme par le centre spécial de réforme du ressort.

Il n'établirait pas, en ce cas, de certificat de visite, mais indiquerait sur le billet d'hôpital qu'il aurait à établir pour l'envoi sur le centre spécial de réforme cette mention :

« Dirigé sur le centre spécial de réforme pour être soumis à l'examen des médecins experts, pour une proposition éventuelle de , motivée par . »

Destination du dossier médico-légal n° 2 à l'issue de la Commission de réforme.

Si le militaire reconnu apte au service (armé ou auxiliaire) ou changé d'arme rejoint son corps, le dossier est adressé au conseil d'administration du corps (circ. 368 Ci/7 du 15 décembre 1916), qui le classe dans ses archives ou le transmet, si le militaire vient à changer de corps, au nouveau corps d'affectation, en même temps que les pièces matricules (Ci/400 C. D./S. G. P., 1er octobre 1916).

Le corps devra présenter le dossier à la commission de réforme si le militaire doit passer la contre-visite Dalbiez.

Si le militaire est réformé n° 2 ou réformé temporaire n° 2, le dossier est confié au commandant du bureau de recrutement, qui le conserve si l'homme fait partie de la subdivision, ou, sinon, le transmet au commandant du bureau de recrutement de la subdivision du domicile.

Le commandant du recrutement du domicile devra présenter le dossier à la commission de réforme, si le réformé doit passer la contre-visite Dalbiez. (Circ. 29045 2/1 du 12 octobre 1918, *B. O.*, p. 3114.)

Après la contre-visite Dalbiez, quand l'homme est réformé définitivement, le dossier (rapports, procès-verbaux d'enquête, certificats d'enquête, etc., qui sont joints à l'état de présentation devant la commission) est conservé aux archives du bureau de recrutement du domicile (art. 31 de l'instruction du 21 janvier 1910, n° 684).

S'il s'agit d'une réforme temporaire, le commandant du bureau de recrutement du domicile conservera ce dossier dans ses archives confidentielles et le produira à la commission de réforme, qui doit statuer à la fin de l'année de la réforme temporaire.

Si le réformé temporaire est ultérieurement reconnu bon pour le service, son dossier médical est adressé par le commandant du bureau de recrutement au président du conseil d'administration du corps auquel l'intéressé est rappelé.

MODÈLES DES CHEMISES DE DOSSIERS.

MINISTÈRE
DE LA GUERRE

SOUS-SECRÉTARIAT
D'ÉTAT
DU SERVICE DE SANTÉ

Page 1 (recto).

Dossier médico-légal n° 1 de proposition (susceptible d'entraîner une indemnisation)

de { pension de retraite,
réforme n° 1,
réforme temporaire n° 1,
gratification sans réforme.

Nom
Prénoms
Né le à département
Grade corps n° matricule au corps
Recrutement de n° matricule au recrutement
Classe de recrutement Classe de mobilisation
Demeurant à département
État civil (célibataire, marié ou veuf).
Situation militaire (service armé, service auxiliaire, active, réserve, territoriale, réserve armée territoriale).

ÉMARGEMENT DES HOPITAUX SUCCESSIFS.

HOPITAUX.			DATES		ÉVACUÉ SUR :	NUMÉROS des PIÈCES transmises.	NOM, GRADE ET SIGNATURE des médecins-chefs.
NUMÉRO.	PLACE.	RÉGION.	de L'ENTRÉE.	de la SORTIE.			

age 2 (verso).

Relevé des pièces du dossier.

NUMÉROS DES PIÈCES.	DÉSIGNATION DES PIÈCES.	FIGURANT à l'ouverture du dossier ou établies dans la formation.	RÉCLAMÉES le	RÉCLAMÉES à nouveau le	REÇUES le	OBSERVATIONS.
	Acte de naissance dûment légalisé, sur papier libre et sans frais					
	A son défaut, acte de notoriété (en particulier pour les originaires des pays envahis)					
	Etat des services et campagnes modèle 7, signé du Sous-Intendant, portant que l'homme n'est ni pensionné, ni titulaire de droits à pension					
	A son defaut, copie du feuillet matricule en son état actuel.					
	Bulletin de renseignements (fournis par l'intéressé et contrôlés par le corps)					
	Certificat d'origine, pièces en tenant lieu ou de nature à renseigner sur l'origine					
	Premier billet d'hôpital initial (Circulaire 9500 2/7)					
	Billets éventuels, non indispensables, des hospitalisations successives					
	Bulletin 46/C., fiches d'évacuation. Pochettes fixes					
	Enquête auprès du commandement sur l'origine en cas de maladie (Circulaire 286 Ci/7)					
	Et, dans certains cas exceptionnels :					
	Enquête de gendarmerie					
	Extrait du registre médical d'incorporation					
	Extrait du registre d'infirmerie (Relevé des indisponibilités)					
	Feuilles d'observation (Circulaire 607 Ci/7)					
	Courbes de température					
	Courbes de poids					
	Radiographies ou calques radiographiques avec interprétation					
	Epreuves photographiques (cicatrices déformantes, lésions cutanées, attitudes vicieuses, mutilations, etc.)					
	Analyses chimiques					
	Analyses bactériologiques					
	Rapports des spécialistes					
	Electro-diagnostic					
	Fiches du médecin ou du chirurgien de secteur					
	Pièces diverses :					
	Certificat d'incurabilité (en cas de proposition de pension de retraite) à établir par le dernier médecin traitant					
	Procès-verbaux de refus de traitement, d'intervention d'appareillage					
	Etat modèle 54 pour évacuation sur station sanitaire					
	Extrait du procès-verbal de commissions de réforme antérieures					

Chaque pièce devant être numérotée suivant l'ordre de réception, le numérotage se succédant à travers la série des hôpitaux successivement traversés.

Page 3 de la chemise (recto).

RÉGION.

CENTRE SPÉCIAL DE RÉFORME

de

Page réservée aux médecins-experts des centres spéciaux de réforme. (Minutes des certificats d'examen, de vérification ; décision de la commission de réforme.)

Page 4 (verso).

Observations sur la tenue et la transmission du dossier médico-légal n° 1.

Un dossier médico-légal n° 1 doit être établi pour tout militaire susceptible d'une proposition devant entraîner une indemnisation de l'Etat.

Toutes les pièces le composant doivent être rassemblées dans cette chemise et conservées soigneusement au bureau du médecin-chef.

Elles seront numérotées en haut et à droite suivant l'ordre de leur réception.

Le dossier sera toujours expédié inclus dans sa chemise et sous pli cacheté et confidentiel au médecin-chef de la formation sur laquelle est dirigé l'intéressé : hôpital ordinaire, hôpital de spécialités, hôpital ou station sanitaires, centre d'appareillage ou enfin centre spécial de réforme du ressort (si l'homme n'a plus besoin de traitement et s'il peut être proposé pour la réforme ou l'envoi dans ses foyers).

A la première page de la chemise le médecin-chef indiquera les numéros des pièces transmises; à l'arrivée dans la nouvelle formation, le médecin-chef contrôlera les pièces reçues, en enverra décharge à l'envoyeur; y adjoindra les nouvelles pièces qu'il établira lui-même et qu'il jugera nécessaire de réclamer; continuera le numérotage précédent; transmettra le dossier de la même façon à la formation suivante; et ainsi de suite (le numérotage se succédant à travers la série des hôpitaux successivement traversés).

La chemise du dossier suivra l'homme jusqu'au centre spécial de réforme; le médecin-chef du centre spécial de réforme y joindra les minutes des certificats d'examen et de vérification; copie de la proposition de la commission de réforme, la classera et la conservera aux archives dudit centre, tandis qu'il fera parvenir le dossier lui-même au corps instructeur.

Dans le cas où la présentation devant la commission de réforme n'a pas de suite, le dossier fait retour au corps d'origine.

Si, au contraire, le militaire ne fait pas l'objet d'une présentation à la commission de réforme, le dernier hôpital, en l'espèce le centre spécial de réforme, conserve le dossier.

MINISTÈRE
DE LA GUERRE

SOUS SECRÉTARIAT D'ÉTAT DU SERVICE DE SANTÉ

Dossier médico-légal n° 2

de proposition de :
- réforme n° 2,
- réforme temporaire n° 2,
- classement service auxiliaire (n'entraînant pas libération),
- changement d'arme,
- *ou* envoi sur un centre spécial de réforme en cas de doute à l'issue du traitement,

à établir à la sortie d'une formation sanitaire par le médecin-chef ou par le médecin-chef du dépôt, au moment de l'évacuation sur un centre spécial de réforme (C. 199, Ci/7 du 20 août 1916) ou de la présentation à une commission de réforme.

Nom , prénoms ,
né le , à , département ,
grade , corps , n° m[le] au corps ,
recrutement de , n° m[le] au recrutement , classe de recrutement , classe de mobilisation , demeurant à , département ,

Etat civil (célibataire, marié, veuf).

Situation militaire (service armé, service auxiliaire, active, réserve, territoriale, réserve armée territoriale).

Adresse de la famille

A touché sa solde jusqu'au

Indications à compléter éventuellement au Centre spécial de réforme.

N° d'entrée
Date d'entrée

Bulletin 46. { Carnet / Folio }

a reçu son ordre de transport de à
et retour de à
a touché une indemnité de transport

Page 2 (verso).

RELEVÉ DES PIECES DU DOSSIER.

NUMÉROS DES PIÈCES.	
	Dossier médical.
	1°
	2°
	3°
	4°
	5°
	6°
	7°
	Certificat de visite

Chaque pièce doit être numérotée (en haut et à droite) dans son ordre de réunion.

1° RELEVÉ DES SERVICES ANTÉRIEURS A LA GUERRE.

ANNÉES.	MOIS du	au

2° SITUATIONS MILITAIRES SUCCESSIVES DEPUIS LA MOBILISATION.

EN SERVICE (Indiquer unité et compie.)		EN TRAITEMENT		EN CONVALESCENCE ou prolongation de convalescence.	EN RÉFORME ou en sursis, ou renvoyé dans ses foyers, ou mobilisé à la terre ou dans les usines, etc.	PROMOTIONS CITATIONS, décorations, etc.
Au front. Zone des opérations.	A l'intérieur.	à (Indiquer hôpital.)	pour (Indiquer diagnostic.)			

Ce relevé doit comprendre toutes les affectations successives : date de l'entrée au service, date de mobilisation, mutations diverses, blessures, accidents, maladies, etc., hospitalisations, convalescences, prolongations, sursis, décisions des commissions de réforme (loi Dalbiez, etc.) dans leur ordre chronologique. (On portera à *l'encre rouge* les séjours dans la zone des opérations.)

Il sera établi suivant les dires de l'intéressé et ne pourra donc servir que d'indication officieuse.

Page 4 (verso).

Diagnostic du médecin traitant.	Proposition du médecin traitant.

Diagnostic des médecins experts.	Proposition des médecins experts.

Décision de la Commission de réforme.

DESTINATION DU DOSSIER.

Si le militaire reconnu apte au service (armé ou auxiliaire) ou changé d'arme rejoint son corps, le dossier est adressé au conseil d'administration du corps (Circ. 368 Ci/7 du 15 décembre 1916), qui le classe dans ses archives ou le transmet si le militaire vient à changer de corps, au nouveau corps d'affectation, en même temps que les pièces matricules (Ci 400 C. D.-S. G. P. 1er octobre 1916). Le corps devra présenter le dossier à la commission de réforme si le militaire doit passer la contre-visite Dalbiez.

Si le militaire est réformé n° 2 ou réformé temporaire n° 2, le dossier est confié au commandant du bureau de recrutement, qui le conserve si l'homme fait partie de la subdivision ou, sinon, le transmet au commandant du bureau de recrutement de la subdivision du domicile. Le commandant de recrutement du domicile devra présenter le dossier à la commission de réforme si le réformé doit passer la contre-visite Dalbiez.

Après la contre-visite Dalbiez, quand l'homme est réformé définitivement, le dossier (rapports, procès-verbaux d'enquête, certificats d'enquête, etc., qui sont joints à l'état de présentation devant la commission) est conservé aux archives du bureau de recrutement du domicile (art. 31 de l'instruction du 21 janvier 1910 n° 68/4).

S'il s'agit d'une réforme temporaire, le commandant du bureau de recrutement du domicile conservera ce dossier dans ses archives confidentielles et le produira à la commission de réforme qui doit statuer à la fin de l'année de la réforme temporaire. Si le réformé temporaire est reconnu ultérieurement bon pour le service, son dossier médical est adressé par le commandant du bureau de recrutement au président du conseil d'administration du corps auquel l'intéressé est rappelé (art. 47 de l'instruction du 21 janvier 1910, vol. 68[4]).

Ce travail est dû à la collaboration des médecins consultants médico-légaux BOURGEOIS, RAMALLY, ROBERT, WURTZ *et de l'officier d'administration* PRIEUR.

PARIS ET LIMOGES. — IMPRIMERIE ET LIBRAIRIE MILITAIRES CHARLES-LAVAUZELLE.

www.ingramcontent.com/pod-product-compliance
Ingram Content Group UK Ltd.
Pitfield, Milton Keynes, MK11 3LW, UK
UKHW021137230726
13926UKWH00002B/860